Martine Poulain

Comment savoir si l'on a du magnétisme ?

Martine Poulain

Comment savoir si l'on a du magnétisme ?

Éditions Vie

Imprint

Any brand names and product names mentioned in this book are subject to trademark, brand or patent protection and are trademarks or registered trademarks of their respective holders. The use of brand names, product names, common names, trade names, product descriptions etc. even without a particular marking in this work is in no way to be construed to mean that such names may be regarded as unrestricted in respect of trademark and brand protection legislation and could thus be used by anyone.

Cover image: www.ingimage.com

Publisher:
Éditions Vie
is a trademark of
International Book Market Service Ltd., member of OmniScriptum Publishing Group
17 Meldrum Street, Beau Bassin 71504, Mauritius

Printed at: see last page
ISBN: 978-3-639-62477-9

Comment savoir si l'on a du magnétisme

Auteur Miel-magnétiseuse

Dessins Miel-magnétiseuse

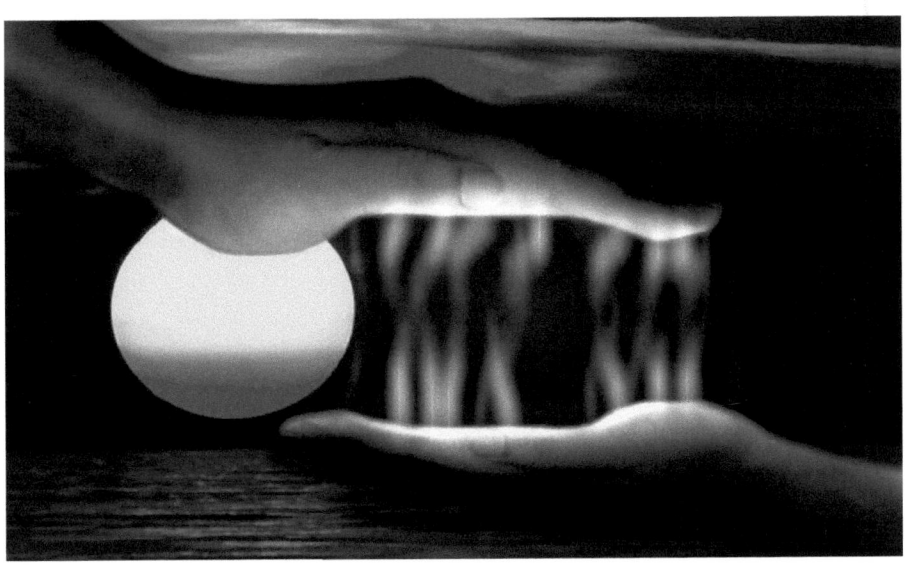

Attention

Dans cet ouvrage, ne jamais tout prendre pour argent comptant. Toujours se demander ce qui nous convient réellement et ce qui nous parle au plus profond de notre cœur. Nous sommes tous et toutes différents, avec nos propres façons de fonctionner. Ainsi, ce qui correspondra à une personne ne fonctionnera pas forcément de la même manière pour une autre.

Je ne suis d'aucune religion. Je travaille uniquement avec la Lumière Divine et l'Amour Inconditionnel.

Le magnétisme doit être considéré comme un complément aux soins donnés par la médecine traditionnelle. En aucun cas, un magnétiseur ou énergéticien ne dira à une personne de cesser un traitement prescrit par son docteur.

La main qui donne avec le cœur

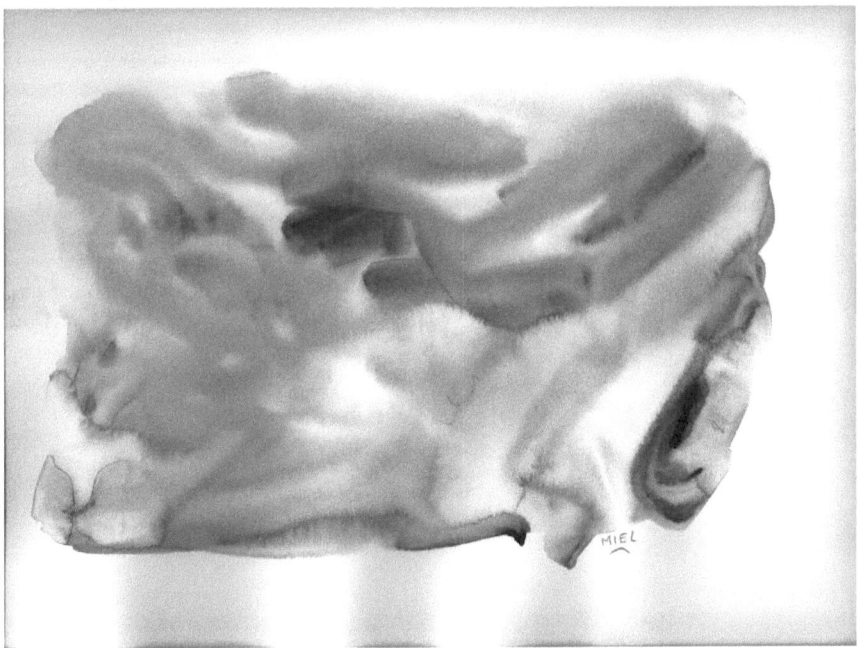

Concernant certains dessins présents dans ce livre, il vous sera possible de découvrir une scène différente en faisant pivoter l'illustration. Ne pas hésiter non plus à reculer pour mieux en découvrir certains détails.

Avant toute chose, il est important de savoir que : le magnétisme est intrinsèquement présent en chacun de nous.

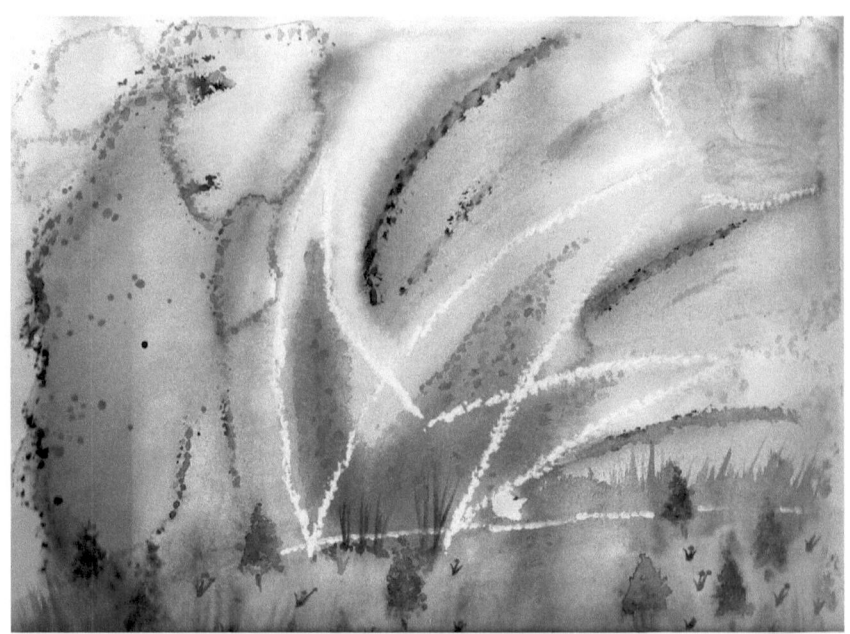

La lettre M peinte en blanc, au centre du dessin, symbolise le magnétisme qui n'est qu'énergie en toute chose sur la terre comme au ciel …

Mais qu'est-ce que le magnétisme ?

C'est un fluide, une énergie qui une fois transmise par un magnétiseur ou un énergéticien permet de combler ou soulager tout dysfonctionnement présent chez une personne.

Magnétisme

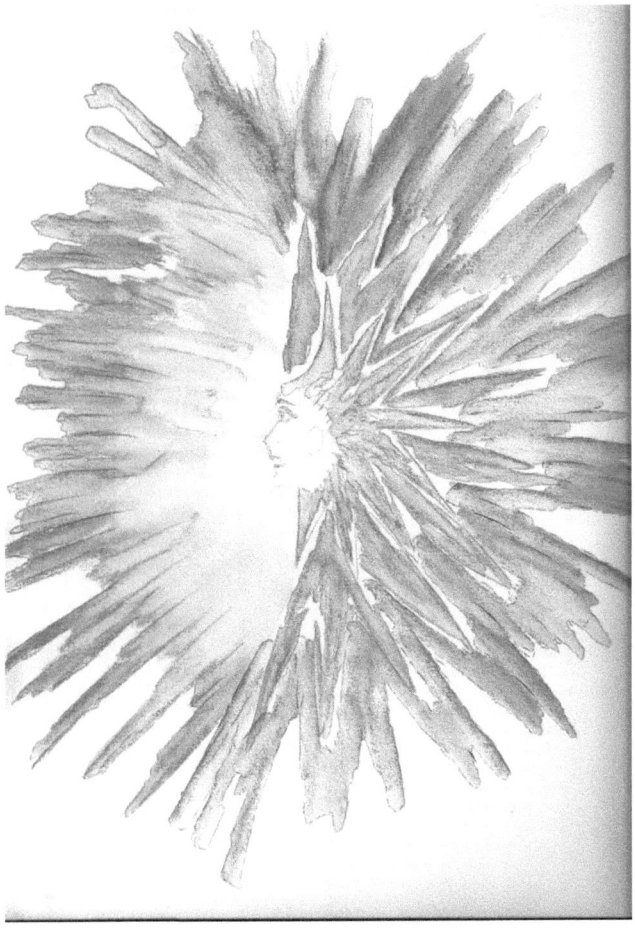

Au travers de ce dessin, j'ai voulu faire comprendre que : le magnétisme peut également rayonner tout autour de certains magnétiseurs tant il peut se révéler être très développé, chez ces derniers.

Humilité

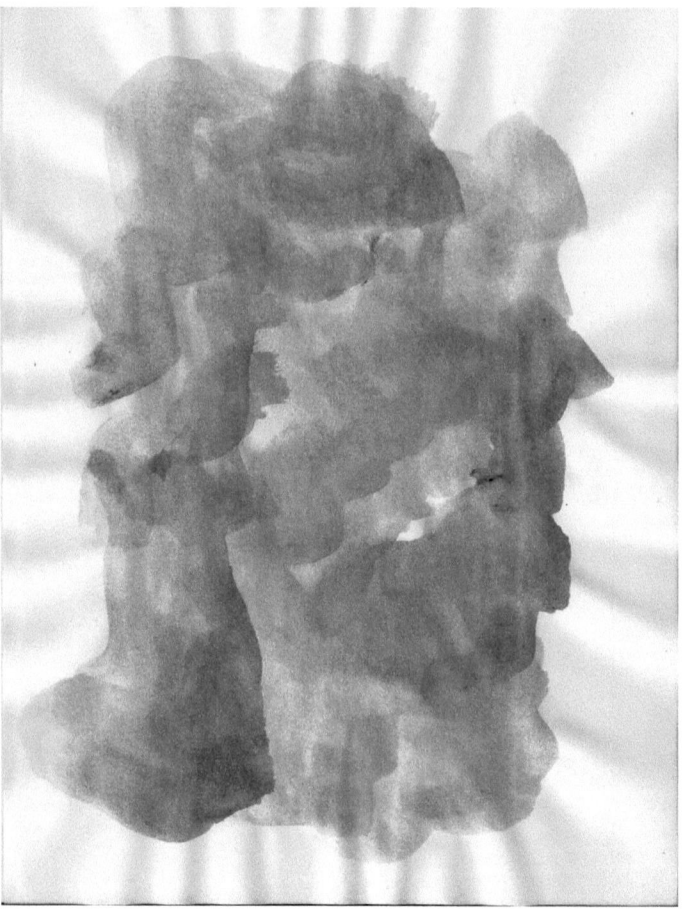

Dans cette aquarelle, une personne située en haut à gauche et portant un chapeau se prosterne au-dessus du visage, qui se tient de profil, tourné vers la droite. En reculant vous pourrez y voir d'autres détails.

Ce capital d'énergie qu'est le magnétisme est ainsi plus ou moins développé selon les individus. Chaque personne est capable de l'utiliser si elle le désire réellement. Parfois une période d'entraînement s'avère nécessaire avant d'obtenir des résultats probants. Pour progresser avec harmonie sur le chemin du magnétisme il est important de se faire recommander des enseignants travaillant uniquement avec respect du prochain et dans l'Amour Inconditionnel.

La lecture d'ouvrages littéraires spécialisés sur le sujet peut également être source d'enseignement et d'enrichissement intérieur.

Au centre, nous apercevons le profil droit du visage d'une femme dont la bouche est en forme de cœur. Sous son visage, qui est empreint, de sérénité nous apercevons un livre ouvert. De chaque côté de la personne se tiennent ses guides qui la conseillent.

Comment ce don peut-il apparaître chez une personne ?

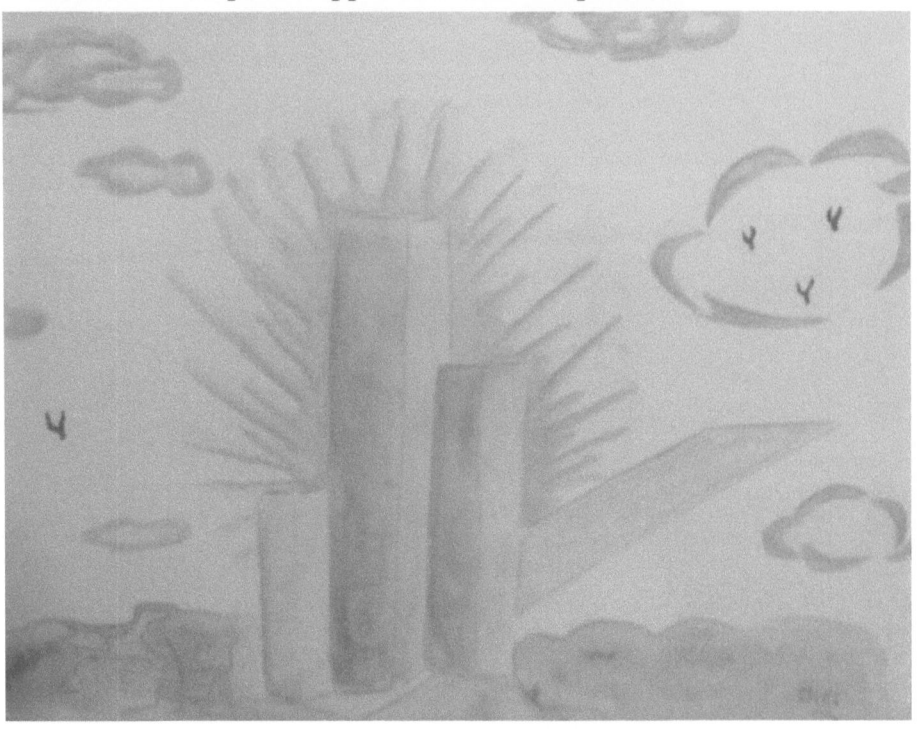

- Il peut provenir d'un aïeul ou bien d'un parent proche, d'un père ou d'une mère qui possédait cette capacité de soulager et qui un beau jour transmet ce savoir.

- Selon leur date de naissance, certaines personnes ont déjà la capacité en elles de soulager des maux, tels que le venin ou bien encore les brûlures. Des hôpitaux, au sein des services de grands brûlés font appel de temps à autres à des barreurs de feu afin d'apporter soulagement et parfois guérison aux personnes en souffrance. Ainsi des individus nés les : 10 août (qui est le jour de la Saint Laurent qui périt martyrisé par le feu) et le 31 décembre (jour de la Saint Sylvestre qui maîtrisa le dragon et ses flammes) ont la capacité de soulager par simple attouchement les brûlures.

- Parfois, un choc émotionnel dans une vie : comme un accident, une maladie grave, le décès d'un proche … peuvent mettre ce don en exergue.

- Le don peut être également transmis par un magnétiseur à une autre personne.

- Des rêves, d'une extrême puissance peuvent délivrer au dormeur un message spécifiant qu'il développera dans un avenir proche le don de magnétiseur

- L'apparition d'anges, d'archanges ou bien d'un aïeul peut être révélatrice également de ce don chez certains individus.

- Le peuple féerique peut également rendre visite à des personnes afin de leur révéler qu'elles ont déjà ce don en elles et qu'il se développera sous peu.

- Parfois le simple fait de vouloir aider des personnes à guérir au plus profond de soi peut être un élément déclencheur

- De temps à autres, des individus peuvent ressentir comme des picotements, des vibrations, du froid ou bien comme de la chaleur lorsqu'une personne ou un animal en souffrance s'approche d'eux. Cela signifie qu'ils sont réactifs sans le savoir et qu'ils auraient s'ils le voulaient la capacité d'apporter du soulagement autour d'eux.

(Explication du terme : vibrations. Cela signifie que l'on ressent comme de légers picotements sur une partie de notre corps, sur nos mains ou bien sur toute la surface de notre peau. Il arrive également que l'on se sente comme enveloppé d'une douce chaleur et d'un puissant Amour Inconditionnel qui palpite alors en nous et tout autour de nous. Notre chakra du cœur peut également émettre une légère forme de palpitation)

- Lorsque l'on pénètre dans des demeures très anciennes, ou que l'on se rende dans certains endroits en ville ou en campagne : il arrive également de ressentir comme une envie irrépressible de vouloir guérir le lieu en souffrance. Cela est également un indice de magnétisme en nous. Ainsi m'est-il arrivée de ressentir une demande de soin de la part de la terre lorsque certains jardins avaient reçu trop de substances chimiques et se révélaient alors appauvris en énergie.

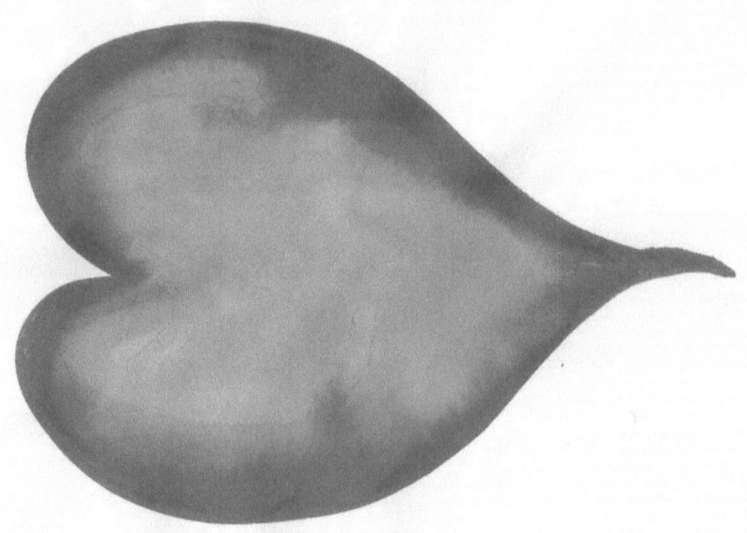

Au travers de cette aquarelle, j'ai voulu faire prendre conscience de la puissance du cœur. Cette dernière étant ici représentée par le dragon, figurant à l'intérieur du cœur et qui est dessiné en rouge clair. Le rouge étant symbole d'énergie et d'équilibre entre le ciel et la terre.

Voici une autre façon de savoir si l'on a réellement du magnétisme en nous qui ne demande qu'à s'éveiller :

Dans un premier temps, frotter vos mains l'une contre l'autre pendant quelques secondes. Vous les écartez l'une de l'autres puis vous les rapprochez à nouveau l'une contre l'autre. Faire cet exercice plusieurs fois d'affilées. Essayez de ressentir ce qui émane de vos mains :

- vous ressentez qu'elles se repoussent

- vos mains picotent

- vous ressentez du chaud ou du froid entre vos mains

- vous avez l'impression qu'une balle ou bien encore qu'une boule d'énergie se tient en suspension entre vos mains ...

Eh bien cela signifie que votre magnétisme ne demande qu'à se développer !

Règles de vie, afin de permettre à l'énergie de circuler le mieux possible dans tout notre être, éviter le plus possible :

- l'alcool et la cigarette,

- les nourritures ayant subi de profondes transformations chimiques.

Préférer une alimentation équilibrée et naturelle.

En effet, l'énergie passe mieux dans un corps sain.

Si l'on ne peut pas faire trop d'exercices physiques, pratiquer la marche à pieds dans les parcs floraux, jardins publics ou bien en campagne. Cela permet également de se ressourcer agréablement.

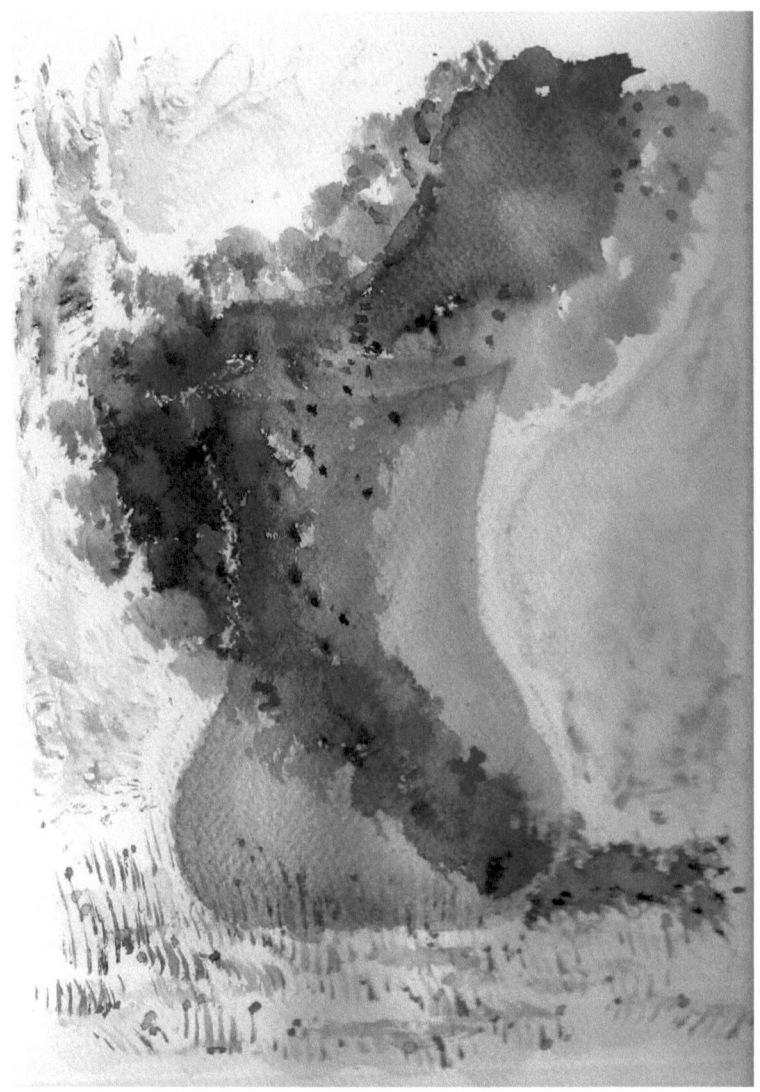

Le vase représente ici : le corps. Le bras et la main personnifient toute l'énergie qui jaillit de ce vase (notre corps) pour apporter du soulagement à ceux qui sont en demande. Le jaune est la séance de magnétisme que l'on donne et le rouge représente l'équilibre entre le ciel et la terre. Cet équilibre qui est en nous lorsque l'on magnétise.

Le pèlerin :

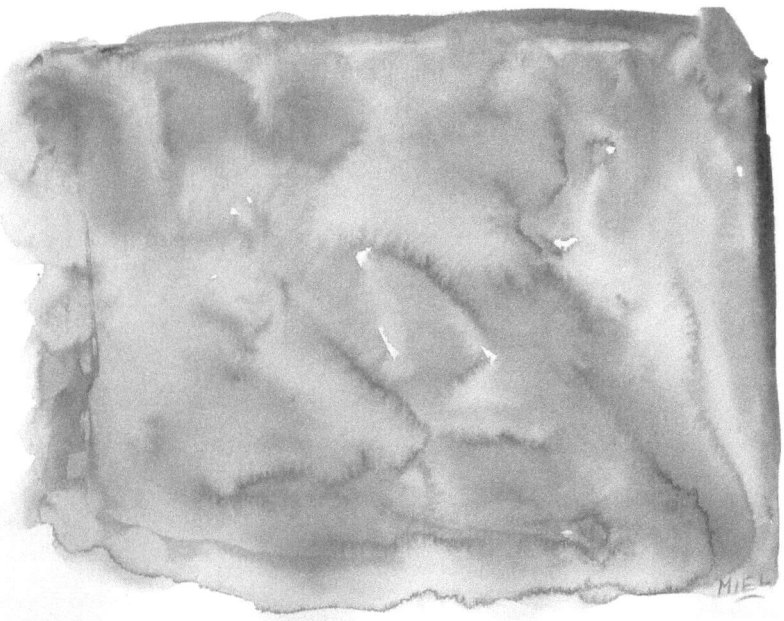

La couleur verte correspond au chakra du cœur.

Sur la gauche se tient un petit personnage portant un chapeau et tenant par la main droite un très long bâton. Ce bâton symbolise le chemin à parcourir … Au milieu et allongés nous pouvons voir une tête de sanglier et une tête de dragon, vues de profil et tournées vers la gauche. Dans l'angle droit en haut, nous remarquons un visage de profil qui regarde à gauche et de son œil pleure de la Lumière. Le sanglier représente l'esprit guerrier, le commandement et l'idée directrice. Le dragon symbolise la transformation, la maîtrise et l'énergie. J'ai choisi le titre de pèlerin car un magnétiseur doit parcourir un certain chemin avant de parvenir enfin à apporter du soulagement autour de soi.

Le don :

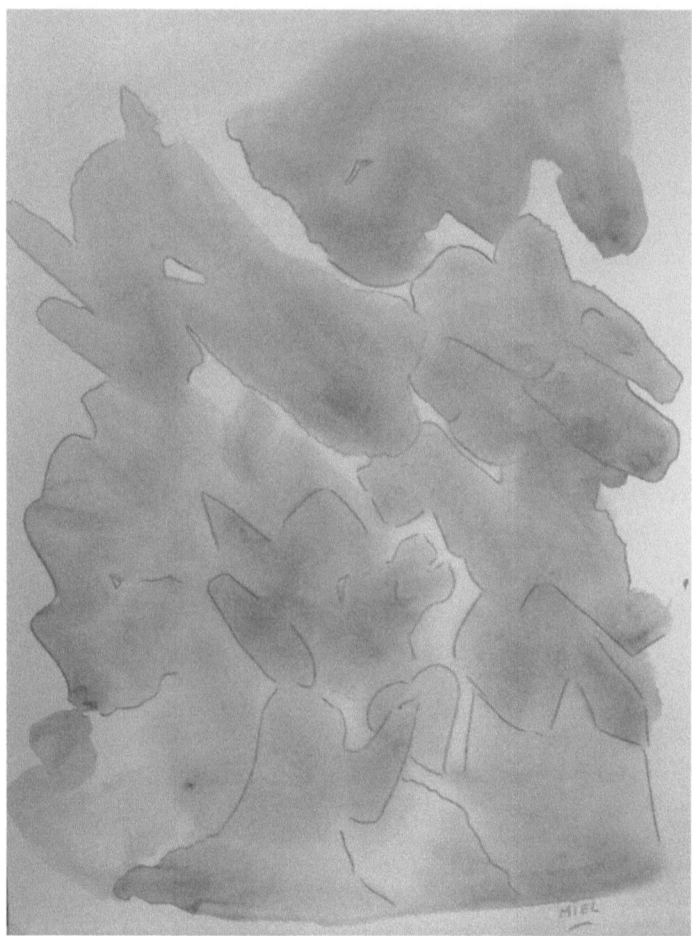

Une femme se tient debout à droite. Elle prie du plus profond de son être. Une tête de loup face à elle avec une bouche très longue symbolise le voyage intérieur. Aux pieds de la femme se tient Io qui représente la terre. Cette dernière lui offre son cœur.

Comment développer le magnétisme qui est en nous ?

En nous entraînant à soulager petit à petit des personnes, des proches, des amis, des animaux ou bien encore des plantes malades autour de nous.

Vous pouvez également vous entraîner à momifier un fruit, un citron ou bien un steak en plaçant vos mains au-dessus et en visualisant que vous lui transmettez de la Lumière ou de l'Énergie Divine afin qu'il ne moisisse pas.

(Explication du terme visualiser : des personnes ne savent pas toujours très bien comment s'y prendre pour visualiser. Essayer tout simplement de faire comme si vous étiez en train de rêver et de voir que le fruit ne change pas d'aspect. Pour une personne à soulager : transposez-vous comme dans un songe et voyez la bien portante et guérie)

Certaines personnes se massent le creux de la main afin de stimuler l'énergie qui est en elles.

D'autres s'entraînent à retrouver la puissance de leur cœur. Tout le monde peut effectuer l'exercice que je vais développer dans les lignes suivantes :

Avant toute chose, s'installer confortablement sur :

- un lit ou un canapé

- ou s'asseoir dans un fauteuil

- ou bien encore adopter la position du lotus sur un tapis …

- Le principal est d'être dans une position détendue.

Vous fermez les yeux et placez vos mains croisées sur le chakra du cœur situé au milieu de votre poitrine entre les deux seins, ou du poitrail pour les hommes.

Petit à petit, essayez de créer comme une douce chaleur qui émane de votre cœur. Laissez ce ressenti vous envahir tout doucement et prendre place délicatement dans tout votre corps pour finalement en sortir et envahir toute la pièce dans laquelle vous vous trouvez. Puis cela inonde votre maison, votre quartier, votre ville, votre pays pour enfin nourrir toute la planète terre… Au fil du temps, vous vous rendrez compte que cela vous procurera un immense bienfait, une sérénité infinie. Bien sûr, faites cet exercice petit à petit, en plusieurs fois. Donnez-vous le temps de mettre cela en place sur plusieurs mois s'il le faut. Autorisez-vous à ne pas toujours réussir dès la première tentative. Le temps n'a aucune importance, c'est ce que vous faites dans l'instant présent qui est primordial ! Soyez toujours dans la gratitude pour tout ce que vous parvenez à concrétiser, à mettre en place…

La présence :

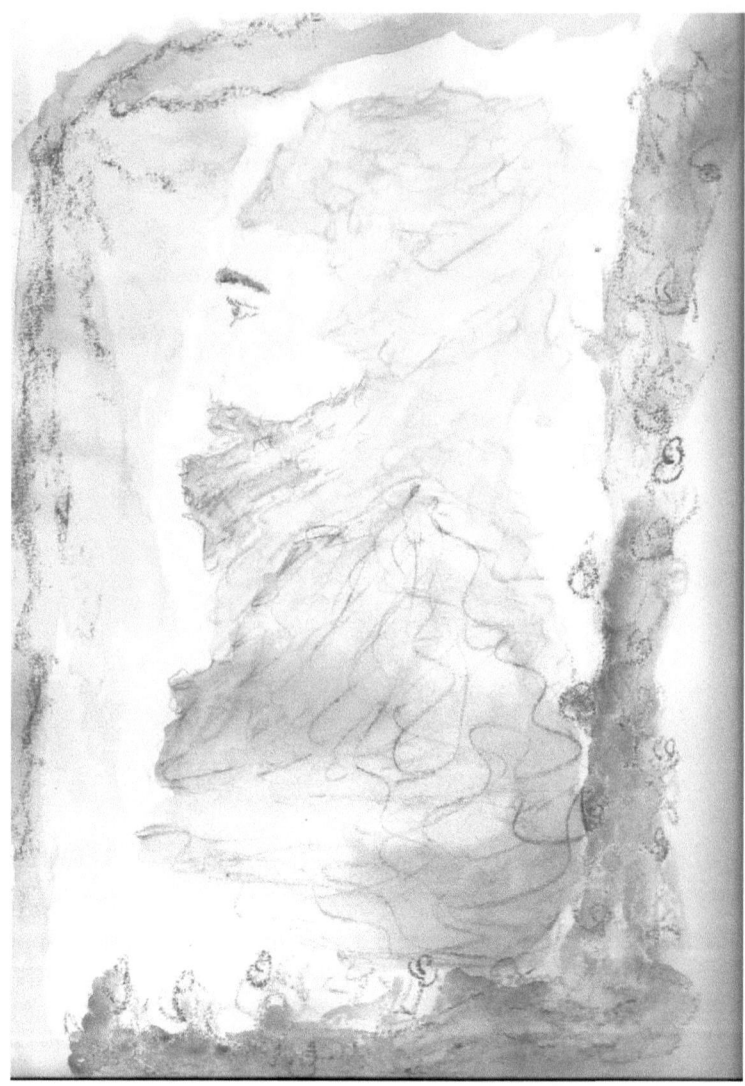

Parfois certains magnétiseurs ont la capacité d'apporter la sérénité seulement par leur présence.

Informations à connaître avant de magnétiser quelqu'un :

Une chose très importante à retenir : l'on ne peut pas forcer une personne à accepter d'être magnétisée, même si c'est pour son plus grand bien. Un proche ne peut pas non plus solliciter une séance pour une tierce personne. Surtout si cette dernière n'a pas donné son accord ou n'est pas au courant de la démarche. C'est ce que l'on appelle le respect du libre arbitre.

Si l'on craint de récupérer la maladie de la personne que l'on magnétise, il est possible de dire ces quelques mots avant de commencer la séance :

Merci Dieu (ou bien la divinité en laquelle vous croyez) de me permettre de soulager M. ou Mme Untel et de me protéger des ondes, des entités ou pensées négatives présentes chez cette personne.

Bien sûr, vous pouvez arranger cette phrase à votre convenance.

Parfois, il est nécessaire d'écarter les mains de la personne que l'on magnétise car celle-ci est trop sensible et ne supporte pas le flot d'énergie que nous lui transmettons. Dans ce cas, placer les mains à quelques centimètres de son organisme pendant toute la durée de la séance. Ne pas s'inquiéter l'énergie passera très bien, même si cela n'est pas visible. Les distances n'ont aucune importance. La Lumière Divine va là où elle doit se rendre !

Magnétiser à distance est tout à fait possible. Dans ce cas, demander la photo, le nom, le prénom et la date de naissance de la personne en question. Ensuite, définissez avec elle la date et l'heure de la séance. Il est préférable que le demandeur soit allongé afin de bénéficier de tous les bienfaits de l'Énergie Divine.

Pendant la séance à distance, vous pouvez placer vos mains sur la photo ou bien simplement la regarder et demander à vos guides d'apporter la guérison à la personne en question et ceci : du plus profond de votre cœur. Vous devez vous sentir enveloppés par votre demande. Il est également possible de solliciter les guides et l'esprit de la personne que l'on est en train de soulager afin de leur demander de placer la Lumière là où elle en a besoin. Après un soin, il est recommandé de faire une sieste car cela peut être fatiguant. Effectivement, l'Énergie Divine remet tout en harmonie dans un organisme et cela peut apporter durant un ou deux jours, une certaine fatigue.

Quinze à vingt minutes environs représentent une bonne durée au niveau du temps à consacrer pour une séance à distance. Toujours écouter son cœur, c'est lui qui vous dira ce qu'il faut faire et combien de temps. Tout est dans le ressenti !

Vibrations :

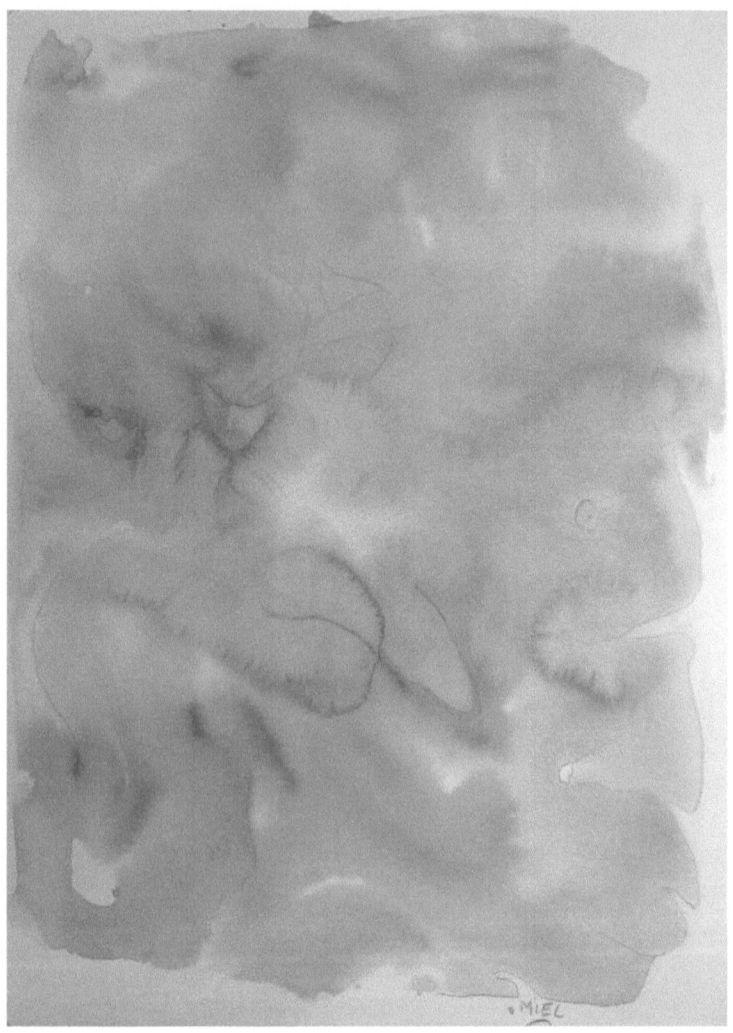

Dans ce dessin, tout n'est que vibration. Un homme barbu se tient à gauche et sort sa langue. Un magnétiseur doit prêter attention à la puissance de sa vibration et savoir écouter les personnes qu'il reçoit.

Comment se déroule une séance :

La personne à magnétiser arrive chez le magnétiseur et est reçue dans la pièce qui est réservée à cet effet. L'on demande au particulier de quoi il souffre et depuis quand cela a commencé, car tout est lié. En nous expliquant tout cela, la personne a déjà fait un pas vers la guérison. Certains magnétiseurs font asseoir les personnes soit dans : un bon fauteuil bien confortable, soit sur une chaise soit encore ils les font s'allonger sur une table de massage. Les patients restent habillés. La Lumière passe très bien au travers des vêtements, pour elle : il n'existe aucune barrière.

Petite anecdote pour étayer cela :

Un jour il m'est arrivée de magnétiser une enfant qui portait un gilet de sauvetage bien épais, nous étions en mer sur un bateau. La pauvre n'allait vraiment pas bien, elle avait mal au ventre. Voyant cela, je proposais, de magnétiser la petite, aux parents qui acceptèrent aussitôt. J'ai donc apporté de la Lumière à l'enfant sans être aucunement gênée par le gilet de sauvetage. Étonnés ses parents me posèrent la question : comment cela est-il possible ? Je leur répondit tout simplement que la Lumière va où elle doit aller. Les obstacles ne sont rien pour elle. L'enfant retrouva son sourire la séance terminée.

Pour ma part je commence à magnétiser par la tête en posant mes mains de chaque côté. Cependant, si je vois que la personne est trop sensible j'écarte mes mains de ses temps. Ensuite, je recharge les différents chakras sans poser mes mains sur le corps de la personne mais en les tenant éloignées de quelques centimètres, puis je termine par l'endroit où se tient la douleur. Souvent lorsque je sens que cela est nécessaire je magnétise également les principales articulations du corps humain, à ce moment là il peut m'arriver de poser les mains à l'endroit douloureux. La séance dure de 30 à 45 minutes suivant les cas à soulager. Je conseille toujours aux personnes de faire une sieste en arrivant chez elles car le fait de transmettre de la Lumière pour apporter du soulagement peut occasionner une certaine fatigue. Pendant un ou deux jours elles peuvent ressentir une certaine gêne le temps que tout se remette en place.

Ici ce n'est qu'un exemple sur la façon de procéder, à chacun de choisir ce qui lui convient le mieux pour magnétiser et ainsi apporter du soulagement.

Parfois, une séance de magnétisme peut se révéler être un échec. Cela arrive effectivement de temps à autres. Plusieurs explications en découlent :

- la personne à magnétiser n'était pas encore prête à effectuer sa part du chemin à effectuer pour trouver le soulagement escompté,
- ou bien elle allait à la séance sans trop y croire ce qui parfois empêche les énergies de s'écouler librement
- ou bien elle doit encore travailler sur elle car elle n'est pas prête à s'autoriser un certain soulagement. En effet, des individus vont parfois à une séance, mais

n'ont pas réellement envie de guérir. Il faut alors leur laisser le temps de cheminer et de se préparer à trouver le chemin du soulagement. Certaines maladies retranscrivent un attachement à un être cher qu'elles ont pu connaître et qui n'est plus. Il est nécessaire d'apprendre à en faire le deuil.

Nécessité de travailler sur l'intention et sur l'obtention de résultat :

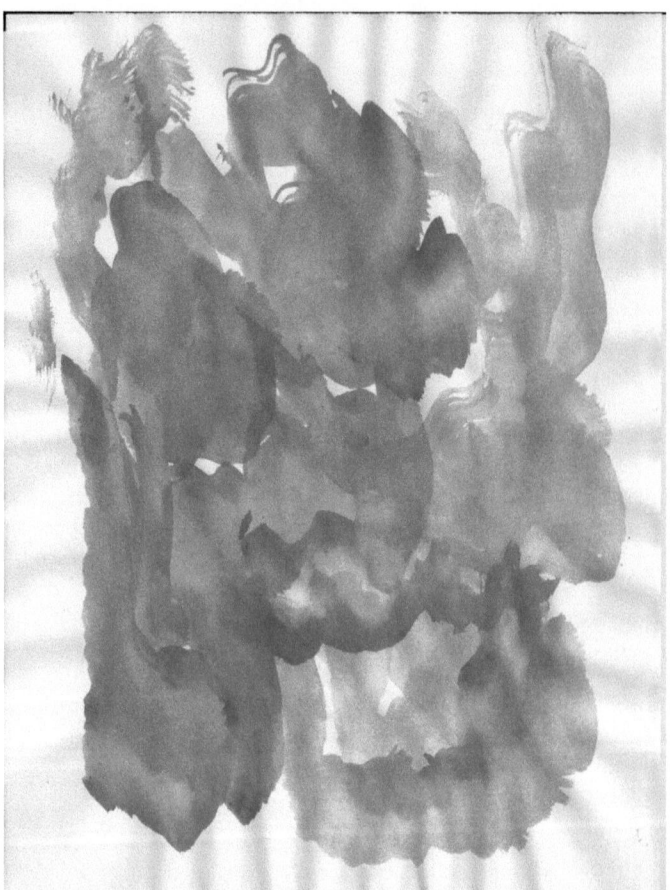

Ici, je vais me répéter mais cela est vraiment très important :

Lorsque vous êtes en train de magnétiser une personne, vous pouvez demander à ses guides et à son esprit de guider la Lumière Divine que vous lui transmettez. Encore une fois ce n'est pas obligé, à vous de ressentir comment faire. Soyez dans la gratitude. Faire cette demande du plus profond de son cœur, se sentir comme enveloppé par la demande et par l'Amour Inconditionnel. N'être plus que le simple transmetteur de toute cette Divine Énergie afin quelle apporte apaisement et soulagement. Cela est à travailler très souvent. Certaines personnes comprennent ou ressentent très facilement comment procéder et d'autres ont encore besoin d'un certain laps de temps avant d'assimiler toute cette connaissance.

Vous pouvez vous entraîner au travers de prières que vous effectuées du plus profond de votre cœur et avec gratitude, pour demander par exemple un conseil de la part de vos guides lorsque vous ne savez plus quoi faire au niveau de votre travail ou autres et lorsque vous avez l'impression que tout est bloqué et ce quoi que vous fassiez. Les réponses peuvent arriver sous la forme de :

- phrases que vous entendez en marchant dans la rue ou bien en parlant avec une autre personne.
- de rêves
- de textes lus …

Vous pouvez également demander à vos guides de vous aider à trouver une place de parking avant d'arriver à destination ainsi vous ne serez pas en retard si vous aviez un rendez-vous important. Toute demande est possible du moment qu'elle soit faite avec Amour, gratitude et du plus profond de son cœur.

Au cours de vos séances de magnétisme vous pouvez utiliser :

- un pendule en pierre, en métal ou bien encore simplement utiliser votre bague dans laquelle vous placez une chaine et vous voici avec un pendule bien à vous. Certains magnétiseurs en utilisent afin d'apporter du soulagement aux personnes en souffrance. A ce moment-là, ils font circuler le pendule au-dessus du corps de l'individu à soulager.

- Le souffle qui peut être utilisé afin d'apporter un mieux être à celui qui est en demande. À ce moment là le magnétiseur souffle sur la partie du corps qui est atteinte.

- De temps en temps, il m'arrive de faire appel à mes guides par l'entremise du dessin, afin d'obtenir des conseils de leur part pour la personne que je vais recevoir et ainsi mieux comprendre comment soulager certains points importants nécessitant l'intervention de la Lumière.

- Lorsque l'on reçoit une personne à soulager il est possible d'allumer une bougie ou bien d'utiliser de l'encens afin de purifier la pièce dans laquelle l'on donne des séances de magnétisme.

- Des huiles essentielles ou des onguents à base de plantes

- Selon ses croyances il est possible également de mettre en évidence dans la pièce dans laquelle on reçoit : des images de dieux, d'anges, de saints ou de saintes… Afin d'obtenir leur protection et leur soutien concernant les différents cas rencontrés. Il arrive que certains magnétiseurs récupèrent la douleur de la personne qu'ils sont en train de soulager et d'autres non. Parfois, ces douleurs ressenties servent à expliquer à la personne qui soulage ce que ressent celle qui souffre. Puis la douleur disparaît. De temps en temps la douleur perdure chez le magnétiseur qui n'arrive pas à s'en débarrasser. Dans ce cas, il est possible d'utiliser la technique de la visualisation. En ressentant la Lumière Divine qui passe par le haut de la tête pour aboutir dans les mains qui transmettent ensuite cette énergie à la partie en souffrance et le mal se dilue alors dans la Lumière sans passer chez celui qui apporte du soulagement.

- Certaines personnes ne ressentent pas le besoin d'utiliser tout cela pendant les séances de magnétisme. Le plus important est toujours d'écouter son cœur. Lui seul sait exactement ce qui nous convient.

Des magnétiseurs donnent de leur propre énergie pour apporter du soulagement autour d'eux et cela peut parfois les fatiguer car leur corps se vide de leur propre énergie.

Les énergéticiens eux reçoivent l'énergie qu'ils transmettent aux personnes demandeuses de soins. Ils sont rarement fatigués car ils se rechargent en Lumière Divine.

Certaines personnes n'ont que : un seul, ou deux ou trois dons en elles et d'autres peuvent soulager beaucoup plus de maux. Cela dépend simplement des individus et de la mission de vie qui leur a été confiée. Tous les dons sont importants !

Comment recevoir l'Énergie divine pour enfin la transmettre lors d'une séance de magnétisme :

Cela est possible de différentes façons. Je ne donnerai ici que deux exemples, auparavant penser à bien se détendre et s'autoriser à laisser entrer en soi toute la Lumière Divine avec gratitude :

- Utilisez dans un premier temps la visualisation. Percevez qu'une Lumière blanche et laiteuse entre en vous par le haut de votre tête, pour envahir doucement et graduellement tout votre être et enfin aboutir dans vos mains qui transmettent ainsi toute l'énergie nécessaire à une séance de magnétisme.

- Ou bien, il est possible encore de visualiser que l'Énergie Divine blanche et laiteuse envahit tout votre être par tous les pores de votre peau (des pieds à la tête) pour enfin aboutir dans vos mains qui distribuent ainsi l'énergie qui soulage.

Personnellement, j'utilise le premier exemple. Après une séance, je ne suis jamais fatiguée car je me recharge en même temps que je donne.

Encore une fois, écoutez votre cœur et utilisez ce qui vous correspond réellement.

Les saints et ce qu'ils soignent :

Saint Laurent traite les brûlures,

Saint Simon passe le venin des vipères,

Saint Valentin guérit le zona,

Saint Thomas passe le chancre,

Saint Côme et Saint Damien guérissent des douleurs, des rhumatismes, de la toux, du venin et des épines.

Saint Pierre traite les brûlures, les maux d'estomac, la teigne, le zona et les maladies des animaux.

Saint Jean passe le feu, la toux, les maux d'yeux

Sainte Élisabeth guérit les coliques, les maux de cœur et d'estomac, les douleurs de règles,

Sainte Apolline passe les maux de dents et d'oreilles,

La Vierge Marie, Jésus et Dieu soignent de très nombreuses maladies ...

Voici cependant quelques exemples :

Jésus guéris les abcès ...

La Vierges Marie apporte du soulagement lors des accouchements ...

Le charbon est traité par Jésus et Dieu

Les entorses sont soignées par la Vierge Marie, Jésus et Dieu.

Il n'est nullement obligatoire de faire appel aux Saints pour magnétiser, écouter son cœur et ses propres ressentis lorsque nous devons magnétiser et apporter du soulagement est aussi très important. Tout dépend de la puissance que vous placez dans votre intention et la force que vous donnez à votre visualisation ... Être également dans la gratitude envers vos guides pour tout ce qu'ils permettent de faire !

Les couleurs de la guérison :

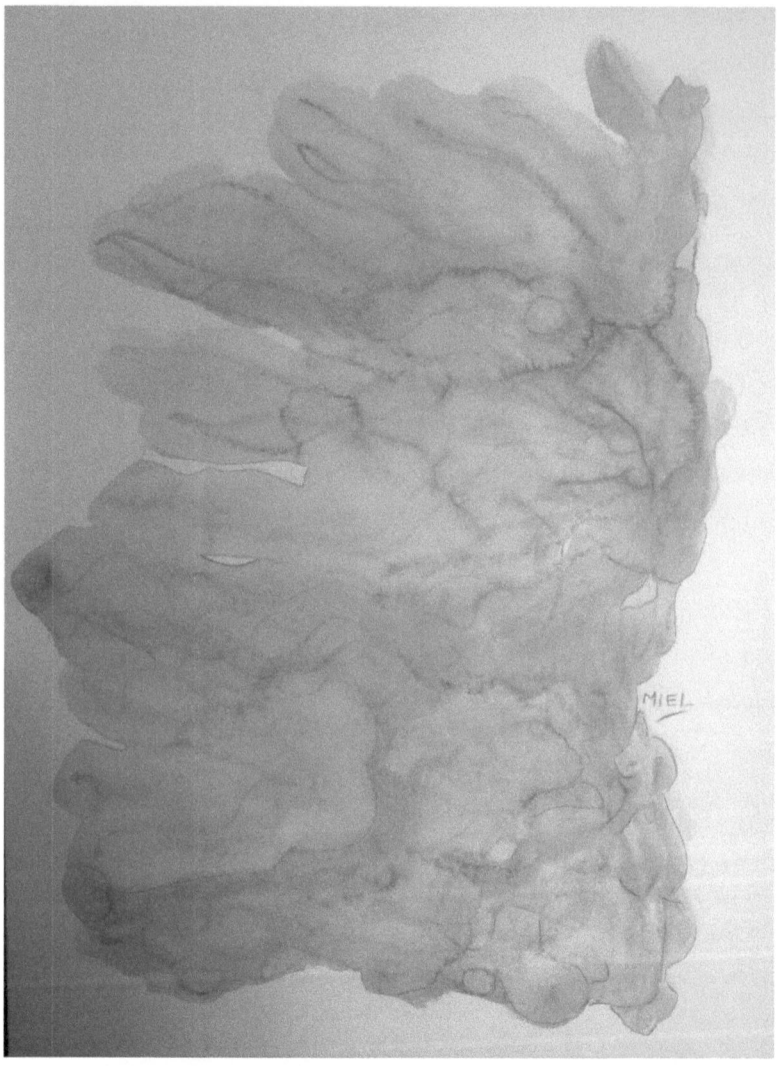

Dans ce grand visage apparaissent les couleurs qui peuvent être nécessaires à la guérison. Bien sûr, suivant les personnes les couleurs utilisées peuvent être différentes. Chaque teinte a sa propre signification. En reculant vous apercevrez d'autres visages et personnages. Les couleurs sont abordées dans le chapitre suivant.

Se magnétiser soi-même :

Lorsque l'on ne se sent pas en bonne santé, un peu fatigué ou autres, il est toujours possible de se magnétiser soi même. Malgré tout, si l'on se rend compte que l'on ne parvient toujours pas à aller mieux après plusieurs essais, ne jamais hésiter à aller voir son médecin de famille.

Parfois un certain laps de temps s'avère nécessaire avant de se rendre compte que cela fonctionne. Le plus important est de s'autoriser à ne pas tout réussir dès la première fois.

- Pour se magnétiser il est possible : de recharger en énergie ses propres chakras avec des pierres de couleurs ou bien d'utiliser la visualisation des couleurs que l'on place sur chaque centre d'énergie du corps humain.

Le premier : chakra racine de couleur rouge, est situé dans la partie basse du corps dans le périnée. Il représente l'équilibre entre le ciel et la terre qui est en nous. S'il est de faible puissance, il peut donner lieu à des angoisses.

Le deuxième : chakra sacré de couleur orange, est placé à quelques centimètres sous le nombril. Il symbolise le plaisir que l'on prend à entreprendre et à créer. S'il est faible cela peut se traduire par de la jalousie.

Le troisième : chakra du plexus solaire de couleur jaune est positionné à mi-chemin entre le nombril et le bas du sternum. Il est en rapport avec ce que l'on parvient à accomplir.

Le quatrième : chakra du cœur de couleur verte, est placé au milieu de la poitrine entre les deux seins. Il représente l'Amour, la générosité …Il apporte le courage et la sécurité.

Le cinquième : chakra de la gorge, de couleur turquoise est placé à la base du cou. Il symbolise la communication avec autrui et ce que l'on doit dire ou exprimer.

Le sixième : chakra du troisième œil, de couleur bleue est au milieu du front au-dessus des arcades sourcilières. Il se rattache à l'intuition et à ce que nous sommes amenés à voir.

Et enfin le septième : chakra coronal de couleur violette est situé sur le sommet de la tête. Il représente la conscience, avec tout ce qui nous rattache au monde divin.

Pour effectuer cet exercice, il est préférable d'être en position allongée durant 30 minutes à 1 heure. Durant ce moment là, s'entraîner à ressentir tout le bienfait apporté par les pierres dont la couleur correspond au chakra sur laquelle elle est déposée. Bien sûr, les minéraux ne sont pas obligés, vous pouvez également employer la visualisation.

Une autre méthode consiste à remplir tout notre être physique et éthérique de Lumière Divine blanche et laiteuse comme expliqué dans un chapitre précédent.

Si nous ressentons une certaine douleur, hématome et/ou autres, il est possible de poser les mains sur l'endroit en souffrance et de visualiser que la Lumière Divine envahit tout le mal afin que ce dernier s'y dilue totalement et définitivement.

Encore un autre exemple qui consiste à augmenter son taux vibratoire, ainsi toute douleur disparaît car elle ne correspond plus au degré de vibrations que nous sommes parvenus à mettre en place dans tout notre être. Dans ces moments là, nous ressentons comme de légers picotements qui sont en même temps enveloppés d'Amour Inconditionnel. Pour parvenir à un tel résultat il est possible d'utiliser l'exercice qui consiste à retrouver la puissance de son cœur. Sujet développé dans le paragraphe : Comment développer le magnétisme qui est en nous.

Contact avec Dame Nature :

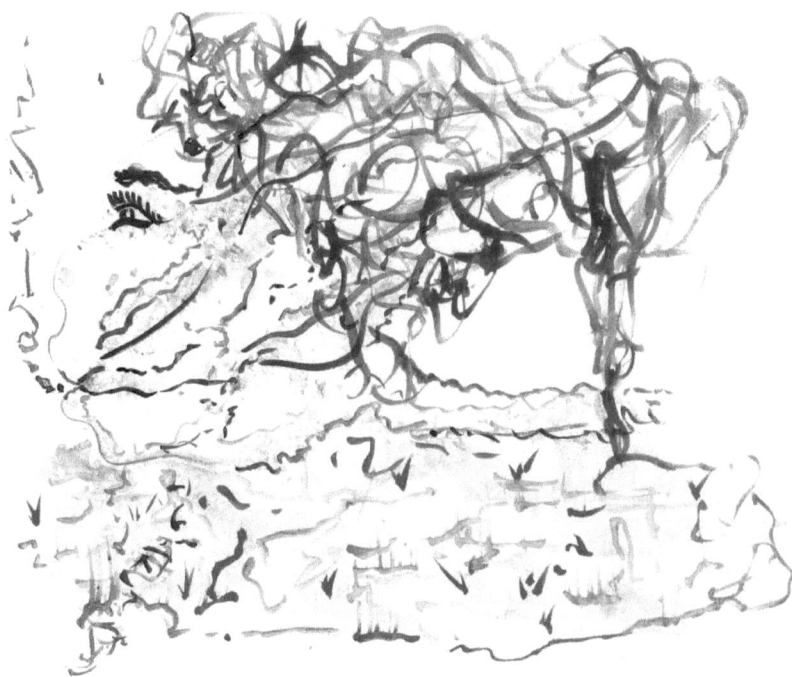

Ne pas hésiter à communiquer avec Dame Nature, nous avons beaucoup à nous apporter l'un à l'autre. Toujours être dans la gratitude pour tous les bienfaits qu'elle nous apporte et en retour lui donner tout notre Amour Inconditionnel.

Comment se recharger où se purifier après une journée durant laquelle il nous a été donné de magnétiser des personnes, des plantes ou des animaux ?

- marcher nu-pieds dans l'herbe fait le plus grand bien.

- Se promener en forêt et en ressentir toutes les odeurs, toutes les sensations, tous les bienfaits …

- Entourer un arbre avec ses bras. Le remercier pour toute l'énergie qu'il nous donne et en retour lui apporter tout notre Amour Inconditionnel.

- En toute saison, il est possible de se rendre dans la nature, en campagne, en montagne ou au bord de la mer. Se mettre debout bras et jambes écartés du corps et se dire que l'on est comme une antenne qui reçoit toute la bonne énergie de la planète terre. Et surtout ne jamais oublier d'être dans la gratitude pour tout ce que l'on reçoit.

- La méditation aide amplement à se recharger. Cela permet de faire également le vide en soi et d'obtenir des conseils de la part de ses guides qui peuvent être des anges, archanges ou bien encore nos ancêtres. Il existe de nombreux ouvrages très complets ou bien des associations qui dispensent des cours de façon très sérieuse. À vous de choisir la méthode qui vous correspond le plus.

- Des techniques respiratoires font le plus grand bien également. En voici une en exemple : gonfler le ventre en inspirant et visualiser que l'on absorbe toute la Lumière Divine, retenir tout cet air en nous quelques instants puis expirer en visualisant que nous laissons sortir de notre bouche toutes nos pensées insanes que l'on confie à la Lumière. Les pensées insanes peuvent être : nos colères, nos peurs, nos rancunes, les reproches que l'on se fait à soit même ou aux autres … Il est possible de faire cet exercice trente minutes à une heure. Cela fait le plus grand bien.

- Il est possible aussi de demander à son Dieu d'Amour Inconditionnel d'emplir chaque partie de notre corps afin de lui apporter l'Énergie Divine et parfois la guérison. Vous pouvez par exemple lui demander de commencer à envahir vos pieds, de tout son Amour, puis vos jambes et ainsi de suite vous citez toutes les parties de votre corps… En vous autorisant au fil de ce cheminement à en accepter et ressentir toute la sérénité.

Régénération

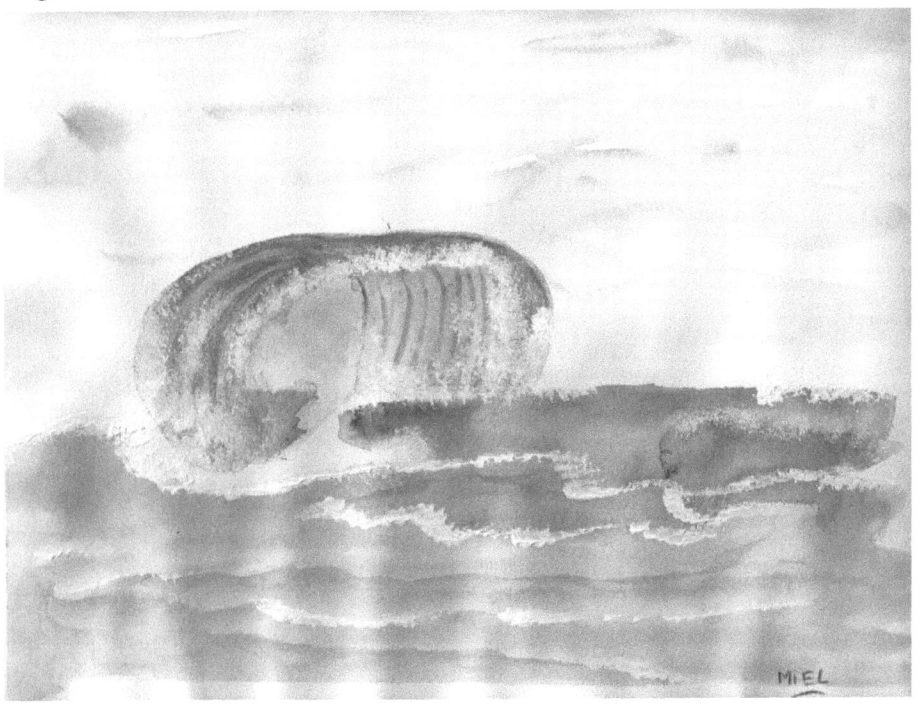

- L'eau peut également représenter une source de régénération. Lorsque vous buvez un verre d'eau entrainez-vous à visualiser que ce liquide est inondé de Lumière Divine blanche et laiteuse. Ensuite vous n'avez plus qu'à boire et savourer cette eau tout en acceptant tous les bienfaits qu'elle vous transmet.

Rayon de soleil

Le soleil est également une source d'énergie à ne pas négliger. Lorsque vous vous sentez fatigués, mettez-vous face à lui en écartant les bras et remerciez le pour toute la Lumière dont il vous fait profiter.

Dans ce dessin apparaissent plusieurs personnages tournés vers le soleil afin de profiter de son énergie. Ne pas hésiter à reculer pour mieux voir les détails de cette illustration.

La méditation : ouverture des portes

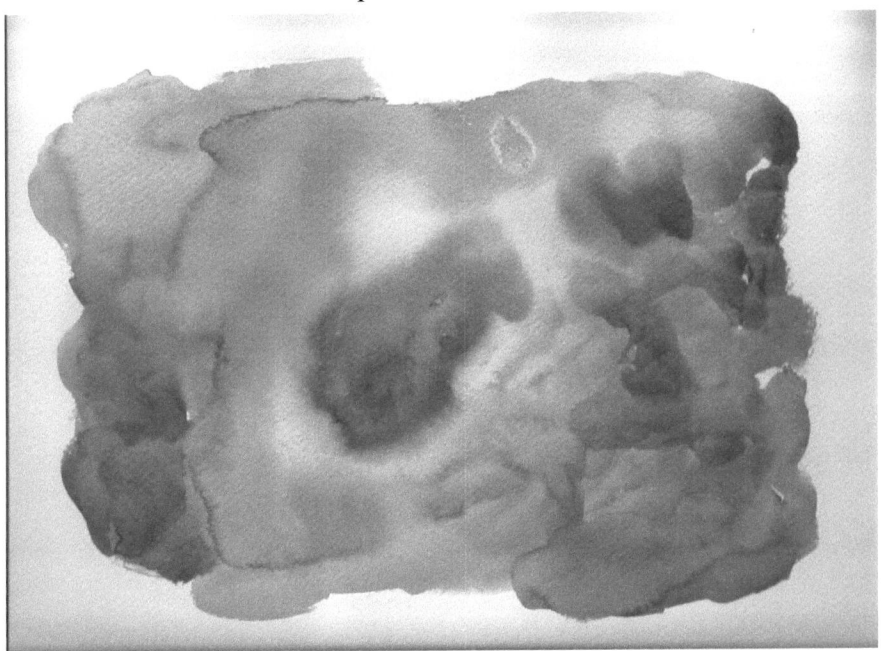

Au centre du dessin vous avez une grande tête qui se tient de profil. Son regard est dirigé vers la gauche, dans cette tête en apparaît une plus petite entourée de Lumière. Cela symbolise le guide ou la voix qui apporte les conseils. À droite, une personne est en méditation sur une sorte de grosse table taillée dans le roc. Le pilier gauche est représenté par un félin qui tend sa grosse patte droite en avant. Et sous la personne qui médite apparaît une ouverture comme une sorte de porte taillée dans la pierre. Un très grand visage de profil qui regarde vers la droite donne également des conseils.

Se méfier de son égo :

Au fil du temps, lorsque l'on commence à apporter du soulagement autour de soi. Il peut se mettre en place comme un sentiment de toute puissance. Faire attention à toujours demeurer dans l'humilité. Nous ne parvenons à apporter du soulagement qu'avec l'aide de nos guides qui nous permettent ainsi d'apaiser les personnes en souffrance. Sans eux nous ne pourrions effectuer de tels prodiges, alors soyons toujours dans la gratitude lorsqu'un individu retrouve la santé après une ou plusieurs séances de magnétisme que nous avons ainsi données avec amour et respect.

Il arrive également que notre égo nous dise que nous ne sommes pas capables d'apporter du soulagement autour de nous, alors que : au fond de nous, nous savons bien que nous le pouvons et que nous avons déjà aidé des personnes à mieux se porter. Dans ce cas ne pas écouter cette voix ou ce ressenti, écouter uniquement ce que nous dit notre cœur !

L'homme a peur de sa propre puissance ... Mais dès qu'il a compris et appris comment écouter son cœur alors de grandes choses lui sont possibles. Cependant demeurer toujours humble par rapport à ce que nous pouvons être amenés à accomplir. Nous ne sommes supérieurs à aucune autre personne. Chacun de nous détient en lui ses propres capacités et c'est ce qui fait la richesse de l'humanité toute entière et ce quelques soient les origines des personnes en question ...

Notre esprit doit se mettre au service du cœur et non pas le contraire.

En définitive, l'égo n'est rien, moins nous lui prêterons attention et moins il se manifestera ... Il n'a que l'importance que nous voulons bien lui donner ...

Lumière en nos cœurs :

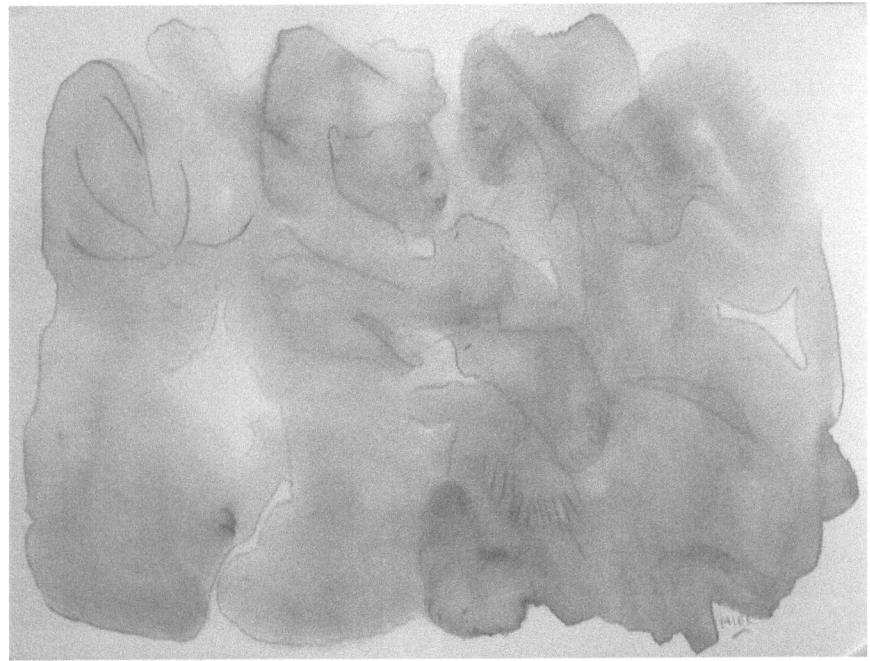

La couleur violette utilisée est là pour nous aider à développer nos ressentis. Nous faire comprendre que nous devons développer en nous cette Lumière qui ne demande qu'à s'exprimer, pour ensuite être partagée tout autour de nous …

S'entraîner à voir la Lumière en toute personne et en toute chose :

Au fil du temps et de votre progression sur le chemin du magnétiseur, il vous sera possible également de vous entraîner à voir la Lumière Divine en toute personne. Cela apportera une grande aide à toutes celles que vous serez amenées à rencontrer et même à croiser sur votre route. En fait, la Lumière est déjà présente en elles mais, elles en ont pour certaines oublier qu'elles détenaient déjà ce capital d'énergie au plus profond de leur être.

Les visualiser ainsi baignées dans la Lumière pourra leur apporter une certaine sérénité et les aider à se retrouver. Lorsque vous donnez rappelez vous que vous recevez en même temps.

Vous pouvez accomplir cette action lors de vos différents déplacements :

- en voiture
- en allant au travail
- en faisant vos courses au marché ou bien en grande surface
- dès que vous entrez quelque par et ce quelque soit le lieu et la circonstance
- en vous rendant chez un médecin ou dans un hôpital
- en vous promenant dans la rue ou bien en campagne
- vous pouvez également donner toute cette Lumière à tous les végétaux ainsi qu'aux animaux …
- en vacances …

Il est également possible d'inonder les repas que nous préparons de tout notre Amour Inconditionnel afin que notre famille, nos amis et nous-mêmes profitions de tous ces bienfaits.

Une expérience avait été réalisée avec des moines Tibétains. Deux groupes d'individus rencontrant un état de santé plutôt anxieux, avaient été constitués et devaient mangés certains mets. Ils ne savaient pas qui les avaient préparés. Un groupe reçu un repas durant lequel des moines tibétains avaient priés lors de la préparation afin de transmettre tout leur Amour Inconditionnel aux aliments. Le deuxième groupe s'alimenta avec une nourriture qui ne profita d'aucune prière particulière. L'expérience dura environ 1 mois. Le groupe, dont les aliments avaient bénéficié de prières retrouva une sérénité certaine contrairement à l'autre panel de personnes qui n'avait mangé que de simples repas. Les bienfaits des prières dites du plus profond de son cœur sont innombrables …

Parfois, lorsque j'étais à table avec mon mari et mes enfants, il arrivait que ces derniers se chamaillaient sans trop de raison et le ton pouvait monter très haut. Au fil du temps je me rendis compte que : en me mettant à vibrer très fort avec le cœur et en donnant tout mon amour par la pensée à mes proches … Eh bien les scènes de disputes disparaissaient pour ne laisser que des moments de grandes joies. Vous aussi cela vous sera possible avec de l'entraînement, en donnant du plus profond de votre cœur.

Vous avez un enfant ou un proche qui se révèle avoir le don de magnétiseur ou énergéticien :

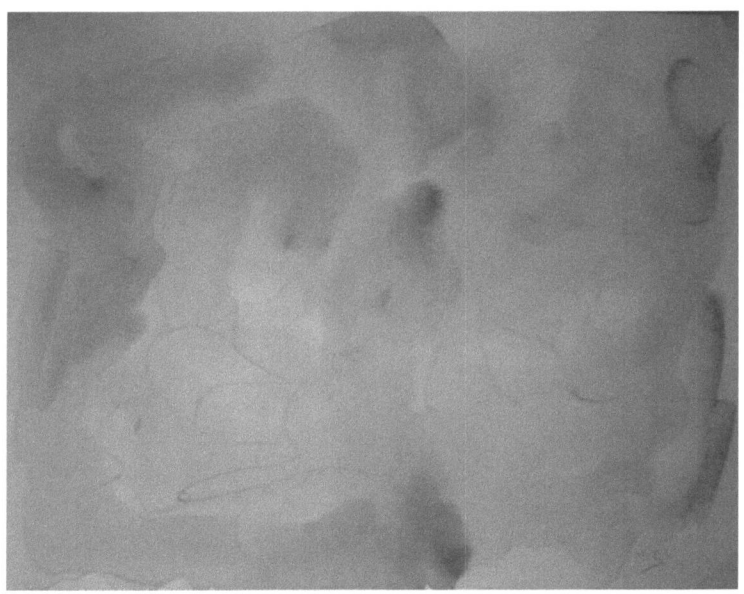

Il est important de savoir l'accompagner avec sérénité.

Lui expliquer que dans un premier temps, il pourra s'entraîner à soulager des plantes malades, des animaux et des proches. Il doit comprendre que le fait d'apporter du soulagement doit être effectué avec respect et Amour Inconditionnel. Il n'existe pas une seule façon de procéder mais des milliers. Chaque personne détient en elle sa propre façon de pratiquer. Le plus important est de laisser faire ses mains et d'écouter la petite voix qui vient du cœur. C'est celle de ses guides : anges, archanges, aïeux … Si ses mains veulent se poser ou bien rester à distance de la personne en demande alors les laisser faire.

Il est nécessaire de permettre à un enfant ou bien à un adulte d'exercer son don s'il en ressent le besoin au plus profond de lui, sinon des soucis d'ordres variés peuvent en découler, comme des douleurs de dos ou bien dans d'autres parties du corps. (Mais ce ne sont pas forcément ces critères là qui permettent de dire si une personne est magnétiseuse ou non). Et le jour où la personne se met à magnétiser ses propres douleurs disparaissent. L'explication serait que le fait d'empêcher à la Lumière de s'écouler provoquerait une accumulation d'énergie en trop grosse quantité dans l'organisme et s'ensuivraient alors des soucis multiples et variés pour le magnétiseur en devenir.

Une chose importante à retenir : le magnétisme est présent également dans tout l'univers et en toutes choses … Et ceci depuis la nuit des temps …

Ainsi les arbres ont-ils également la capacité d'apporter du soulagement.

L'arbre guérisseur

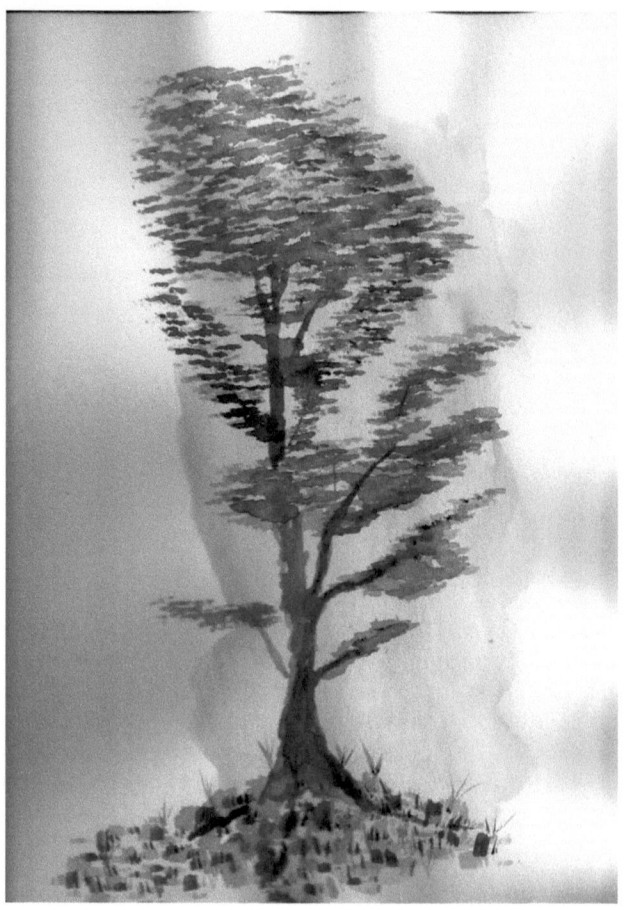

Voici quelques années de cela, alors que je m'étais enfin acceptée telle que je suis réellement avec toutes mes capacités de magnétiseuse et de médium, je me retrouvais souvent avec de sérieux maux de tête et fait incompréhensible : à chaque fois que je tendais la main pour attraper la boîte de cachets afin de soulager cette douleur aussitôt cette dernière disparaissait-elle, pour revenir cinq minutes après avoir remis les comprimés dans la pharmacie. Jusqu'à un certain jour où une petite voix me dit : va voir un arbre ! Voir un arbre, c'est quoi cette histoire ? Me dis-je ? Et sans savoir pourquoi je suis sortie en campagne pour aller m'asseoir au pied d'un chêne majestueux et de très belle taille. Une fois après m'être adossée au tronc de l'arbre je fermais les yeux pour ne plus penser à quoi que ce soit, et au bout de quelques minutes mon mal de tête disparut. Je rouvris alors les yeux, un peu étonnée et me relevais prestement toujours aussi surprise du résultat. Alors perplexe je me décidais enfin à remercier le végétal qui m'avait guéri de cette horrible migraine. Au fil du temps, je rendais visite à mon arbre dès qu'un mal de tête revenait s'imposer à moi. À chaque fois je le remerciais avec gratitude pour cette magnifique séance de magnétisme dont il venait de me faire profiter.

À l'heure actuelle mes maux de tête ont disparu !

Les animaux sont également capables d'apporter du soulagement avec un Amour Infini.

Le chat énergéticien

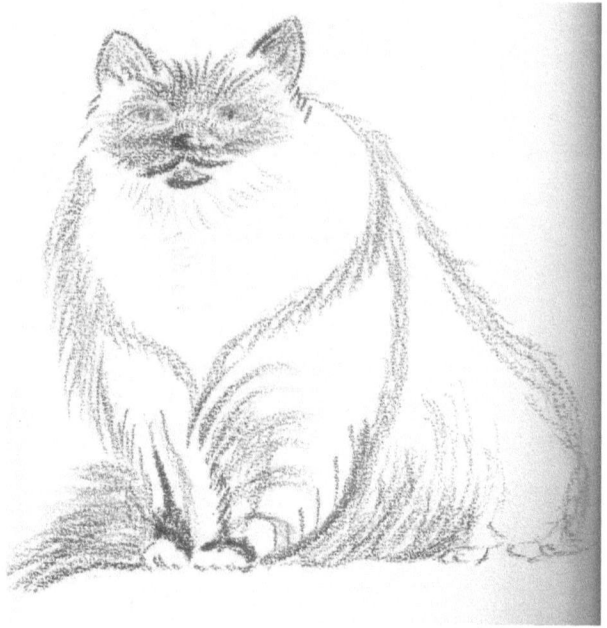

En effet, un soir d'hiver alors qu'une migraine me tiraillait le crâne et que je n'avais pas envie de sortir de nuit, je n'eus d'autre solution que de m'allonger sur mon lit, espérant que cette douleur allait enfin s'estomper. Mais rien n'y faisait. Au bout d'une heure j'avais toujours aussi mal. Et voici, que mon chat saute sur le lit et dépose ses deux pattes de devant sur mon troisième œil. Oh !!! Miracle mon mal de tête disparut instantanément grâce aux soins que venait de me prodiguer mon chat !!! Gratitude !!!

Depuis, mon matou me prodigue ses soins dès que le besoin s'en fait sentir.

Le dauphin

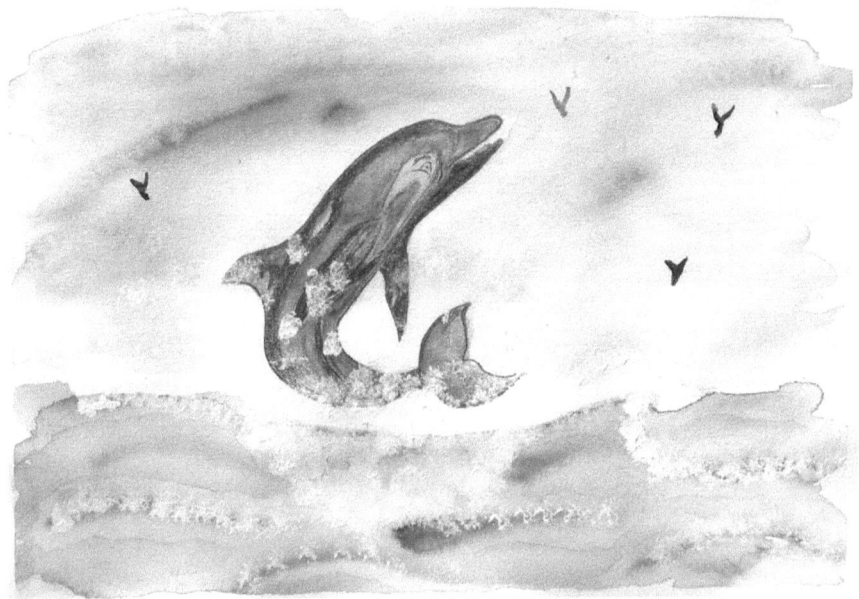

Une Joie Divine et une grande sérénité se manifestent chez toutes les personnes qui ont la chance de les admirer en mer et de les voir jouer et bondir dans les vagues. Les dauphins sont des messagers de l'Amour Inconditionnel.

Le transmetteur

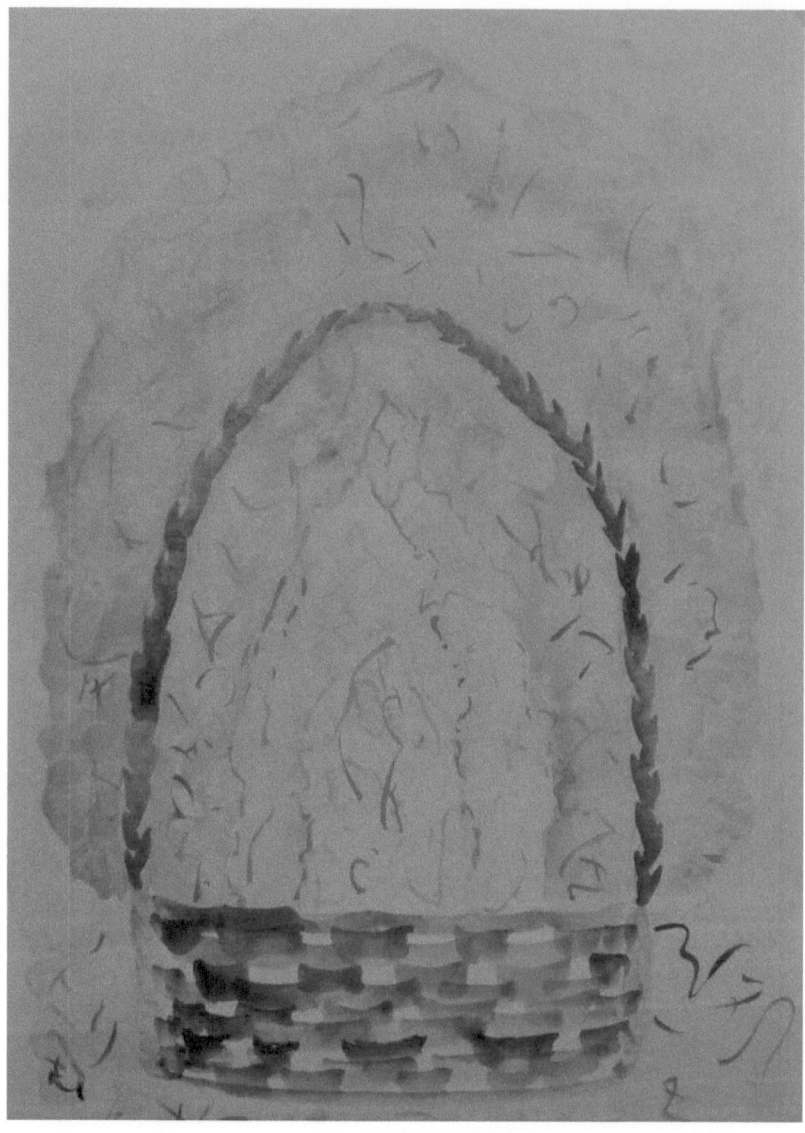

Magnétiseur ou énergéticien … Le terme utilisé n'a que peu d'importance. Leur rôle principal se situant dans le don et la transmission d'Énergie Divine aux êtres en souffrance …

Table des Matières

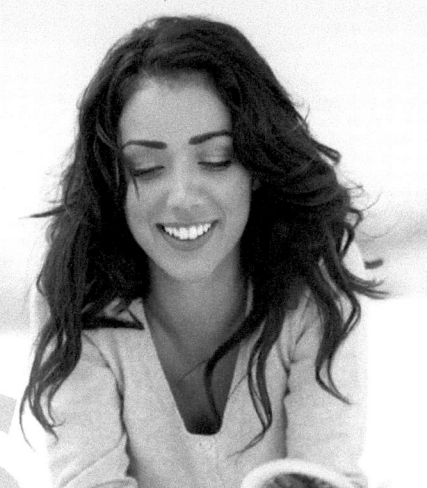
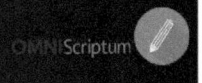

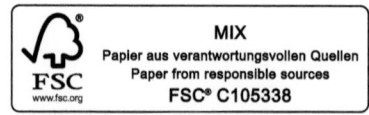
Printed by Books on Demand GmbH, Norderstedt / Germany